AF319113

Du DIAGNOSTIC PRÉCOCE et du TRAITEMENT

DE LA

Tuberculose
Pulmonaire

ET DES

Affections Prétuberculeuses

PAR LES DOCTEURS

<table>
<tr><td>Dʳ PAMART
Médecin en Chef de l'Hôpital
de Gonesse</td><td>Dʳ PARSAVANT
Médecin du Dispensaire antituberculeux
de Saint-Denis.</td></tr>
</table>

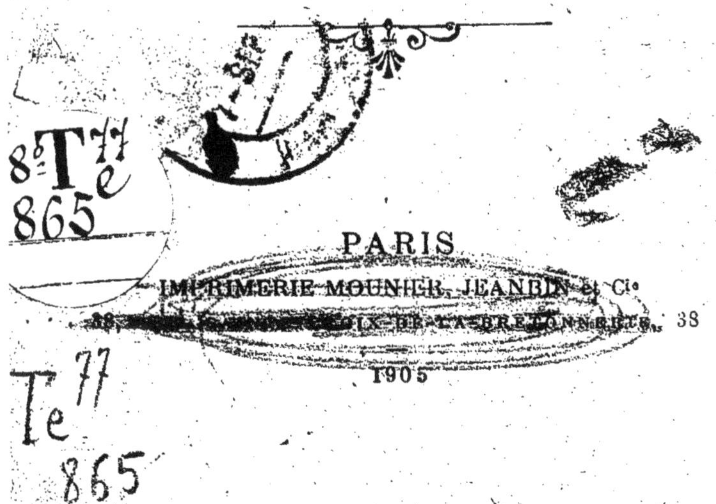

PARIS

IMPRIMERIE MOUNIER, JEANBIN et Cⁱᵉ

38, RUE SAINTE-CROIX-DE-LA-BRETONNERIE, 38

1905

Du DIAGNOSTIC PRÉCOCE et du TRAITEMENT

DE LA

Tuberculose Pulmonaire

ET DES

Affections Prétuberculeuses

La question du diagnostic précoce a toujours eu en pathologie une très grande importance. Eloigner le malade des causes extérieures susceptibles d'aggraver son état, instituer un traitement *ad hoc*, éviter l'emploi d'une médication contraire, agir sur des affections à leur début et par le fait même plus curables, tels sont les motifs principaux qui engagent le médecin à se rendre compte le plus tôt possible de la nature de la maladie contre laquelle il aura à lutter.

Pour la tuberculose, en particulier, cette question du diagnostic précoce a une importance capitale depuis que les travaux de Bonnet, Dettveiler, Jaccoud, G. Sée, Daremberg et bien d'autres sont venus démontrer la curabilité de la phtisie à ses débuts.

Pour dépister la tuberculose lorsque les bacilles de Koch sont absents des crachats ou lorsqu'une auscultation attentive ne dévoile rien de bien net au sommet des poumons, il existe un certain nombre de symptômes qui, bien constatés, permettent au clinicien de porter le diagnostic de phtisie à ses débuts. Ce sont les plus importants de ces signes que nous désirons, dans ce petit opuscule, faire connaître aux médecins, et nous étudierons successivement :

1° Les symptômes fournis par l'examen extérieur du malade et par celui de ses poumons ;

2° Les symptômes fournis par le sang, la circulation et les organes qui en dépendent;

3° Traitement de la Tuberculose et des affections prétuberculeuses.

CHAPITRE I

Éléments de Diagnostic

Habitus extérieur des malades. — Les tuberculeux, au début, surtout parmi les jeunes gens, sont généralement des individus maigres, élancés, de croissance trop rapide. La poitrine est plus élargie à la base qu'au sommet, les clavicules et les omoplates sont saillantes, les dépressions sus-claviculaires profondes et parfois inégales, le dos voûté, les membres grêles. Les mains présentent une déformation à l'extrémité des doigts, renflés en massue. Le système pileux est ordinairement très développé, les cheveux longs et soyeux. Les yeux, d'un éclat particulier, peuvent présenter de l'inégalité pupillaire. Ce dernier symptôme, indiqué par Destru, est dû aux adénites trachéo-bronchiques et a été reproduit expérimentalement chez des animaux. Pour le docteur Papillon, on pourrait soupçonner l'existence ou l'imminence de la tuberculose chez tout chlorotique dont le rapport du périmètre thoracique à la taille est ordinairement inférieur à 1/2 et dont le rapport du poids du corps, exprimé en hectogrammes, à la taille, exprimé en centimètres serait inférieure à 3.

Signe de Frédéric Thompson. — Ce signe décrit, il y a quelques années par Frédéric Thompson, a été étudié par Sheker, Jannders et Draper, Ruehle, Andressen. Il consiste dans l'apparition d'un liseré gingival, bien souvent avant l'apparition de tout signe stéthoscopique. Blanchâtre au début de la tuberculose et chez les scrofuleux, ce liseré est violacé dans la phtisie chronique et devient rouge vif lorsqu'il passe à l'état aigu. Il est donc tout à la fois un moyen de diagnostic précoce et de pronostic. Andressen, en Russie, qui a tout particulièrement étudié ce signe, l'a trouvé dans une proportion de 80 0/0.

Douleur provoquée à la percussion et localisée au sommet des poumons. — Bonnel (1) a montré, qu'au début de la tuberculose, le malade ressent une douleur assez vive à la suite de la percussion inguéable de la région sous-claviculaire. La zone douloureuse est assez nettement circonscrite et limitée en haut par la clavicule, en bas par la zone de la quatrième côte, en dedans par une ligne passant à 3 centimètres de la ligne médiane ; en dehors de cette zone elle s'étend souvent jusqu'au moignon de l'épaule et parfois aux régions sus et sous-épineuses. Le symptôme est ordinairement unilatéral, comme la lésion qu'il accompagne.

Symptômes fournis par l'auscultation des poumons. — Matité à la percussion, diminution et rudesse du murmure vésiculaire et expiration prolongée. Tels sont les signes presque toujours perceptibles en arrière, dans la fosse sus-épineuse, nets en avant sous la clavicule que fournit l'auscultation du poumon. Le diagnostic basé sur ce symptôme est souvent délicat surtout, comme le fait remarquer Burghart, si on se trouve en présence de sujets vigoureux et musclés.

Râles à la base du poumon. — Burghart (2), en présence de ces difficultés, a décrit un procédé dont il a maintes fois constaté l'efficacité, au point de vue du diagnostic précoce de la tuberculose pulmonaire. Ce procédé consiste à rechercher systématiquement la présence des râles à la base du poumon. Ces râles sont dus à l'aspiration de mucosités formées aux sommets et entraînées par le tourbillon respiratoire. G. Sée et Landouzy ont montré que l'iodure de potassium donné plusieurs jours de suite, à la dose de 0 gr. 20 par jour, rend perceptibles des râles qui sans lui seraient passés inaperçus.

(1) Bonnel. — *Loire médicale*, mars et septembre 1900.

(2) Burghart. — *Deutche mil. Zeitsch*, 1900, p. 18.

Adénopathie trachéo-bronchique. — L'inflammation des ganglions qui entourent la trachée et les grosses bronches est très fréquente au début de la tuberculose, surtout chez l'enfant. Les signes par lesquels elle se traduit sont : la matité rétrosternale ou intercapsulaire, la constatation de l'affaiblissement du murmure respiratoire de tout un côté de la poitrine, la dyspnée parfois accompagnée de cyanose ou d'œdème de la face et des membres supérieurs, une toux coqueluchoïde suivie parfois de vomissements, enfin des accès répétés de bronchite ou de congestions pulmonaires.

Produits d'expectoration. Recherche des bacilles de Koch. — La présence des bacilles de Koch au début de la tuberculose est très difficile à reconnaître. « Le plus souvent, dit Grancher, les signes physiques et réactionnels sont antérieurs à l'apparition des bacilles dans les crachats. » Cette recherche de bacilles se fait dans des laboratoires spéciaux et nous n'avons pas ici à la décrire. Si la recherche microscopique reste muette, on peut avoir recours (Villemin) à l'inoculation au cobaye de particules de crachats suspects. C'est Tavel qui, le premier, en 1888, se servit des inoculations pour contribuer au diagnostic de la tuberculose. Il vit :

1° Que toutes les fois que l'affection est de nature tuberculeuse, l'inoculation aux animaux produit la tuberculose;

2° Que cette méthode des inoculations donne des résultats beaucoup plus sûrs que l'examen pathologique ;

3° Qu'elle peut donner des résultats certains même dans le cas où un examen anatomique est impossible.

Arloing, Courmont et Dor, Galtier, Nocard ont montré que le cobaye constituait le réactif animal par excellence de l'infection tuberculeuse.

Hémoptysie précoce. — La tuberculose pulmonaire au début, évoluant d'une façon latente et ne se dévoilant par aucun signe stéthoscopique, peut parfois se traduire par des hémoptysies précoces. Ces hémoptysies sans forme et sans poussées congestives que l'on est tenté d'attribuer à des lésions cardiaques, contiennent des bacilles de Koch (G. Sée. Hugueny, Cochez).

« Toute hémoptysie, dit Grancher (1), survenant avant 40 ans, et qui n'est pas cardiaque, est tuberculeuse. » La valeur est accrue par ce fait que la forme de phtisie qu'elle dévoile est une des plus curables.

Radioscopie, Radiographie. — Le 7 décembre 1896, Bouchard montra que les rayons Roëntgen sont d'un précieux secours pour l'exploration du thorax et de ses organes.

Chimisme respiratoire. — MM. Robin et Binet (2) viennent de faire connaître un nouveau procédé de diagnostic précoce de la tuberculose pulmonaire qui consiste dans l'étude du chimisme respiratoire. Leurs recherches, portant sur 392 malades, leur ont permis de constater que les échanges respiratoires étaient plus intenses chez les phtisiques que chez les individus sains, et cela, non seulement chez les tuberculeux avérés, mais encore chez les suspects et les individus simplement tarés d'hérédité tuberculeuse.

Cette suractivité respiratoire se traduit par les phénomènes suivants :

1° La ventilation pulmonaire augmente de 110 0/0 chez la femme et de 80,5 0/0 chez l'homme ;

2° L'acide carbonique exhalé par kilogramme de poids et par minute, augmente de 86 0/0 chez la femme et de 64 0/0 chez l'homme ;

3° L'oxygène total consommé par kilogramme-minute s'élève de 100,5 0/0 chez la femme et de 60 0/0 chez l'homme ;

4° L'oxygène absorbé par les tissus croît de 162,8 0/0 chez la femme et de 94,8 0/0 chez l'homme.

« Comme les caractères de ce chimisme, disent-ils, sont significatifs dès le début de la tuberculose, on aura ainsi le moyen de porter le diagnostic précoce de cette affection. »

Examen du sang. — L'examen du sang peut contribuer au diagnostic précoce de la tuberculose pulmonaire chez les indi-

(1) Grancher. — Maladies de l'appareil circulatoire, Paris, 1899, p. 168.

(2) Robin et Binet. — Comptes rendus de l'Académie de médecine Séance du 19 mars 1901.

vidus chez lesquels l'infection tuberculeuse latente se traduit par de l'anémie et de la chlorose. Les globules rouges diminuent d'une façon notable dès le début de la maladie, avant l'apparition des signes stéthoscopiques et cette diminution va sans cesse en augmentation à mesure que l'affection progresse. Les leucocytes présentent toujours des taches micro-chimiques, avant tout symptôme d'auscultation.

Tachycardie. — L'accélération du pouls, au début de la tuberculose, est un symptôme de haute valeur au point de vue symptomatique ; Faisans (1) rapporte que Lassèque attachait « à ce sujet une valeur diagnostique décisive ».

Abaissement de la pression artérielle. — La tension artérielle éprouve dans la tuberculose pulmonaire un abaissement notable. Il ressort des observations de Marfan, Brœhmer, Potain, qu'au lieu d'atteindre 15 à 18 centimètres, elle s'abaisse à 13, 10 et même 8 centimètres.

Examen des urines. Albuminum pretuberculi. — A. Robin (2) et Teissier ont montré que la quantité d'urine émise par les tuberculeux est augmentée au début de l'affection, normale dans la deuxième période, ordinairement dense dans la période terminale.

Les phosphates terreux sont augmentés, il y a phosphaturie. Teissier a établi l'existence d'une albuminurie prétuberculeuse. Ce signe est d'une importance primordiale. La quantité d'albumine rendue en 24 heures varie de 0,20 à 0,80.

Fièvre vespérale. — Chez les tuberculeux, « les rapports entre les signes physiques donnant la mesure plus ou moins exacte de l'étendue et de la profondeur des lésions et les signes subjectifs ou fonctionnels, offrent constamment des désaccords très déconcertants. Cette discordance se manifeste d'ailleurs pendant tout le cours de la phtisie, mais jamais peut-être au même degré qu'au commencement » (3).

---

(1) Faisans, Chirurgies médicales, la Pitié. *Semaine médicale*, 1898, p. 305.

(2) Robin, sur la nutr. dans la tub. pulm. ch. soc. m. des hôpitaux, 9 mars 1896.

(3) Hanot. — *Loc. cit.*

Or, le symptôme fièvre est un de ceux qui confirment le plus cette proposition avancée par Hanot. Très inconstant, au début de la phtisie, il est souvent absent dans des cas où les symptômes stéthoscopiques font déjà penser à la tuberculose ; d'autres fois, au contraire, il les précède (Andral et Frisolle, Wunderlich, Sidney-Ringer, etc.). Enfin, il acquiert surtout une grande valeur dans les cas où la tuberculose s'implante insidieusement sur un terrain que lui a préparé une affection aiguë du poumon. On voit alors la courbe thermale prendre une tournure s'approchant de la forme hectique. Le matin, rémission absolue, la température descend à la normale ; le soir, la fièvre apparaît, peu intense au début, de quelques dixièmes à un degré.

Elle conserve ordinairement ce type pendant très longtemps, presque sans rémissions et d'une manière régulière, constituant un état typhique auquel Landouzy a donné le nom de fièvre bacillaire prétuberculeuse à forme typhoïde. D'autres fois, elle affecte le type intermittent ou rémittent et procède par accès accompagnés de sueurs profuses et de palpitations, mais ces formes ne se rencontrent généralement qu'à un stade avancé de la maladie, lorsque les tubercules entrent dans la phase de ramollissement.

Landouzy, au dernier Congrès de Naples (avril 1900), a affirmé l'importance de la fièvre au point de vue du diagnostic. Comme elle n'existe pas dans tous les cas, il a recours d'habitude au procédé suivant : il prend la température rectale de ses malades après deux promenades de trois à quatre heures, l'une faite le matin, l'autre l'après-midi. Si cette dernière est la plus élevée, fût-ce de quelques dixièmes de degré, il croit pouvoir affirmer l'existence d'une tuberculose latente.

Daremberg et Chuquet comparent la température prise avant une promenade d'une heure faite à n'importe quel moment de la journée à celle prise après une demi-heure de repos. On peut d'après eux soupçonner la tuberculose s'il y a un très faible abaissement de cette dernière (1).

(1) Daremberg et Chuquet. — *Revue de Médecine,* 18 septembre 18 99

Cette fièvre de la tuberculose paraît intimement liée aux produits de sécrétion du bacille de Koch et des microbes qui lui sont associés. Mais le premier suffit à sa production, car les expériences d'Arloing et Guinard ont nettement démontré l'action thermogène des tuberculines TA et TC parmi les quatre produits qu'ils sont arrivés à extraire de la première tuberculine de Koch.

Pour nous résumer, nous dirons que de tous ces symptômes aucun d'eux ne possède une importance absolue, indiscutable, mais tel d'entre eux qui, isolé, attirerait à peine l'attention, devient plus sûr lorsqu'il se joint à d'autres analogues.

CHAPITRE II

Traitement de la Tuberculose et des affections prétuberculeuses

Le traitement de la phtisie a été l'objet de toute la sollicitude des chercheurs et des praticiens, si bien qu'aujourd'hui ce traitement apparaît comme réparti en deux subdivisions bien distinctes : la cure physique et la cure médicamenteuse. La cure physique, thérapeutique naturelle, ne met en œuvre que les moyens physiques. Elle se résume en trois termes : cure d'air, cure de repos, cure d'alimentation. Cette cure hygiéno-diététique à laquelle on doit donner la première place, est généralement facile à réaliser et nous ne nous y étendrons pas. Quant à la cure médicamenteuse, celle qui fait l'objet de notre travail, elle comprend deux espèces de médications : la médication anti-infectieuse et la médication dynamogénique.

La première de ces médications, la plus vieille en date, celle à laquelle on songea tout d'abord, dès que la nature parasitaire de la tuberculose fut établie sur des bases solides, n'a pas tenu ses promesses. Le nombre des antiseptiques essayés jusqu'à ce jour est considérable et pas un seul n'a permis d'atteindre, sans auxiliaires, le but désiré. En présence de ces échecs, et sous l'influence des théories phagocytaires de Metchnikoff, la grande majorité des médecins a remplacé aujourd'hui la médication antiseptique par la médication dynamogénique.

La tuberculose est, en effet, parmi les maladies infectieuses, celle où les conditions de terrain paraissent influer le plus sur la marche et la forme de l'affection. *L'état tuberculeux est, en effet, le résultat d'une déchéance organique.* Il faut donc, dans le traitement de cette affection, s'efforcer avant tout de relever l'état général, de favoriser les moyens de défense de l'organisme prédisposé ou atteint, de manière à créer une immunité naturelle, un terrain impropre à la culture du bacille de Koch. *La thérapeutique antituberculeuse doit donc avant tout viser au relèvement et à la multiplication des moyens de défense phagocytaires de l'organisme.* Or, l'expérience et les travaux des maîtres tels que Armand Gautier, Renaut, Albert Robin, Kossel, Gilbert, etc., etc., ont démontré que les éléments les plus aptes à relever la nutrition défaillante étaient l'arsenic et le phosphore à l'état organique.

Un de nos distingués chimistes, M. Naline, étant parvenu, dans l'*Histogénol*, à combiner à l'état organique ces deux éléments tout en portant leur activité thérapeutique au maximum, nous avons examiné d'une façon méthodique l'action de ce nouveau médicament. Nous rapportons ici les observations de malades nettement cavitaires traités et guéris par cette nouvelle médication arsénio-phosphorée organique.

1re OBSERVATION

H..., âgé de 50 ans, peintre.

A. P. — Chancre syphilitique à 27 ans. Jamais de coliques de plomb.

Excès alcooliques ; tremblement des extrémités, douleurs musculaires ; douleurs épigastriques le matin au réveil.

Tousse depuis 6 ans, époque à laquelle il eut une bronchite.

Au moment de son entrée à l'hôpital, il est complètement incapable de travailler, tousse continuellement et crache beaucoup (un plein crachoir par jour) ; les crachats sont jaunes, purulents. Il sue beaucoup la nuit, ce qui l'oblige à changer deux fois de chemise ; il dort mal et éprouve de violents maux de tête aussi bien le jour que la nuit. Points de côté surtout à gauche. Jamais d'hémoptysie. L'appétit est mauvais.

Examen physique : signes d'emphysème et de bronchite chronique ; ramollissement aux deux sommets, surtout étendu à gauche, où nous trouvons des râles humides presque jusqu'à la pointe de l'omoplate.

L'examen des crachats montre la présence de nombreux bacilles.

La température oscille aux environs de 39°.

Jusqu'au 27 mars, le malade est traité par des applications de teinture d'iode, et on lui donne une potion au sirop diacode et au sirop de tolu, des pilules de Dioscoride sans amélioration sensible.

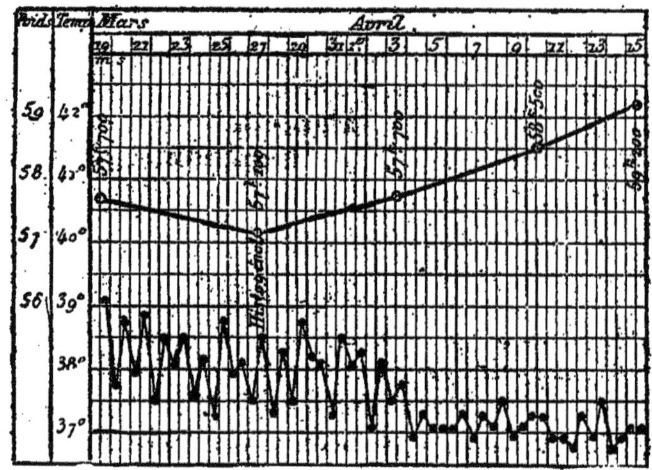

Le 27 mars, nous supprimons tous les médicaments, que nous remplaçons par l'*Histogénol Naline* à la dose habituelle, deux cuillerées à soupe par jour (forme émulsion).

Le 3 avril, les sueurs ont considérablement diminué ; le malade tousse beaucoup moins et les crachats sont moins abondants : l'appétit est un peu meilleur ; les maux de tête sont toujours aussi intenses ; la température commence à baisser.

Le 9 avril, le malade passe des journées entières presque

sans tousser ; il crache encore un peu, mais le matin seulement. L'appétit est bon et les forces reviennent.

Le 11 avril, nous lui donnons de l'iodure de potassium contre la céphalée, qui nous paraît être d'origine syphilitique.

Le 15 avril, le malade *croit pouvoir recommencer son travail* ; l'appétit est maintenant excellent. Sous l'influence de l'iodure de potassium, la céphalée a disparu. L'examen des crachats pratiqué sur 10 préparations et dans l'espace de 7 jours, nous montre *une très notable diminution des bacilles de Koch*. Les signes physiques ont aussi subi de sensibles changements : les râles de bronchites ont disparu, et il n'y a plus que quelques râles humides dans la fosse sous-épineuse gauche.

Quant à la fièvre, elle n'a pas reparu depuis le 3 avril. (Voir la courbe.)

Poids. — 19 mars, 57 k. 700 ; 27 mars, 57 k. 100 ; 3 avril, 57 k. 700 ; 10 avril, 58 k. 500 ; 15 avril, 59 k. 200.

Nous voyons donc qu'avant le traitement par l'*Histogénol Naline*, notre malade a perdu 600 grammes en 8 jours, tandis que sous l'influence du traitement, il a gagné 2 k. 100 en 18 jours.

2^c OBSERVATION

M. A...., 32 ans, marié, vient nous trouver au mois de mars 1903. Son père, actuellement vivant, est un ancien tuberculeux dont les lésions ont rétrocédé. Un de ses frères est mort d'une tuberculose pulmonaire à marche subaiguë. Lui-même a contracté la tuberculose, vraisemblablement au mois de janvier.

Lors de notre premier examen, nous constatons l'état suivant :

Respiration soufflante et expiration prolongée au niveau de la fosse sus-épineuse droite, craquements secs en avant, au sommet droit, sur une hauteur de 10 centimètres environ. Rien à gauche.

Expectoration modérée, pas d'hémoptysies. Insomnie, anorexie. Poids, 70 kilogrammes environ (taille, 1 m. 73). La température vespérale varie de 37°3 à 38°5.

Ce malade, très neurasthénique, est un découragé. Il fait ses livres de chevet de toutes les publications pseudo-médicales qui lui tombent sous la main. Aussi passe-t-il son temps à s'observer à analyser chaque symptôme qu'il croit se découvrir. Nous disons « croit se découvrir », car, sans pratique, il interprète les signes à sa façon, prenant une sonorité normale pour une sonorité tympanique, une sibilance pour un gargouillement de caverne, et ainsi de suite. Aussi se croit-il plus gravement atteint qu'il ne l'est, n'admet pas la possibilité d'une guérison, s'imagine qu'on lui cache son état, et cette disposition morale n'est pas faite pour aider au traitement. Cependant, il est obligé de constater l'absence de diarrhée ainsi que la modération des sueurs nocturnes.

L'huile de foie de morue a été absolument intolérée ; le cacodylate de soude, *per os*, a aussitôt causé l'odeur alliacée spéciale ; en injections hypodermiques il a provoqué, dès la quatrième séance, les phénomènes de saturation, étourdissements, etc., etc.

Le traitement que nous instituons est le suivant. Tout d'abord, nous nous efforçons de réaliser les conditions du « Home Sanatorium », repos, aération continue, etc. Deux fois par semaine, application de pointes de feu. Alimentation raisonnée (œufs, laitage, macération de viande crue, etc.). Une demi-heure avant chaque repas, un cachet de terpine et noix vomique ; contre la fièvre, acétanilide ou phénacétine. Les sueurs étant très modérées, nous nous abstenons de conseiller l'atropine.

A la fin d'avril, les modifications ne sont guère accentuées. Le poids est sensiblement resté le même ainsi que les températures. L'appétit est irrégulier et insuffisant. Cependant, les signes stéthoscopiques se sont un peu améliorés en avant (diminution d'étendue de la zone de craquements), mais l'état général, vu dans l'ensemble, est loin de nous satisfaire, d'autant que le moral est de plus en plus déprimé.

C'est à ce moment que nous introduisons l'*Histogénol Naline* dans le traitement. Forme émulsion, deux cuillerées à soupe, avant les deux principaux repas.

Au 8e jour. — Le poids est stationnaire. Les sueurs nocturnes n'existent pour ainsi dire plus. C'est la seule modification appréciable.

12e jour. — Le poids est en augmentation de 100 grammes.

16ᵉ *jour*. — Le poids a augmenté de 250 grammes en 4 jours. L'appétit se réveille et se régularise. Plus du tout de sueurs nocturnes. La zone des craquements se rétrécit de façon sensible, et la température vespérale ne dépasse plus 37°7 depuis 4 jours.

20ᵉ *jour*. — Le malade a gagné encore 150 grammes. Température vespérale tombée à 37°3. L'appétit s'accentue et le malade prend avec plaisir des boulettes de viande crue.

Interruption de l'*Histogénol Naline* pendant une semaine pour le reprendre au 27ᵉ jour. A ce moment, le sommeil est devenu plus profond et plus calme, le malade se réveille reposé. La zone des craquements s'est encore rétrécie et n'occupe plus que la surface d'une pièce de 5 francs.

35ᵉ *jour*. — L'augmentation totale du poids, depuis le début de l'emploi de l'*Histogénol Naline*, a atteint 900 grammes. Pas de sueurs nocturnes, sommeil calme et reposant. La température ne dépasse plus 37°2 ; il n'y a presque plus d'expectoration, et le malade *a repris courage*. Même, passant d'un extrême à l'autre, il commettrait volontiers des imprudences, si l'on n'y veillait. Le souffle en arrière au sommet droit ne s'est pas modifié.

40ᵉ *jour*. — Le poids a augmenté de 1,500 grammes. *Appétit vorace*. On n'entend plus du tout de craquement en avant, même en faisant tousser le malade.

A ce moment nous faisons remplacer l'*Histogénol Naline* (forme émulsion) par la forme granulée.

Nous avons continué l'*Histogénol Naline* granulé, par séries de 20 jours, avec intervalles de 8 jours de repos, et en espaçant de plus en plus les séances de pointes de feu ; à la fin de juillet, le malade reprenait peu à peu la vie habituelle, en observant seulement quelques précautions.

Le malade, revu en novembre 1903, pesait 74 kilogrammes, vaquait à toutes ses occupations et les signes stéthoscopiques nous permettaient d'affirmer que ses lésions étaient complètement cicatrisées. A l'heure actuelle, c'est-à-dire en mars 1904, nous n'avons pas eu à enregistrer de retour offensif ; il a fait une laryngite catarrhale sur laquelle aucun élément tuberculeux n'est venu se greffer.

3ᵉ Observation

M..., jeune homme, 18 ans, sans tare héréditaire, nous est amené par sa mère en 1903.

Depuis quelque temps, il tousse un peu, maigrit, a perdu toute gaieté, et transpire abondamment la nuit. Nous remarquons sa gêne, son regard fuyant, la dilatation anormale de ses pupilles, de la difficulté à s'exprimer. A l'auscultation, souffle au sommet gauche en arrière ; à la percussion, diminution sensible de l'élasticité de la paroi thoracique au même niveau.

Le malade, qui a perdu l'appétit normal, a parfois de véritables fringales. Nous interrogeons la mère qui nous dit que son fils est triste, devient insupportable de caractère.

Nous demandons, sous un prétexte quelconque, à avoir une conversation seul à seul avec le jeune homme. Nous obtenons alors de lui cet aveu que, timide, très tenu chez lui, il se livre depuis huit mois à des manœuvres solitaires qui le délabrent profondément.

Après l'avoir rassuré sur son cas et avoir rassuré la mère, nous demandons que le malade revienne nous voir le surlendemain, seul cette fois. Le sujet étant consentant, nous tentons le traitement psycho-thérapeutique par rééducation de la volonté. L'état d'hypotaxie étant facilement obtenu, nous suggérons la cessation de l'habitude vicieuse, et nous demandons à avoir la visite du père.

Celui-ci vient le lendemain ; nous lui donnons quelques explications sur le cas du malade, et il s'engage à laisser son fils passer chaque semaine une demi-journée à Paris, avec quelque argent de poche. Trois jours après, seconde séance de suggestion; nous prescrivons sur le point atteint, quelques badigeonnages de teinture d'iode, et, à l'intérieur, l'*Histogénol Naline* liquide, par série de vingt jours, avec repos intercalaires de huit jours à la dose de deux cuillerées à soupe avant le repas. Pas d'autres médicaments.

Nous avons fait encore deux séances de suggestion, toujours à l'état d'hypotaxie, sans sommeil complet ; au bout d'un mois, tout signe stéthoscopique avait disparu, le malade avait repris ses forces, sa gaieté, le calme de ses nuits, un caractère aussi égal que par le passé, il ne transpirait ni ne toussait plus, et avait complètement renoncé à ses habitudes vicieuses.

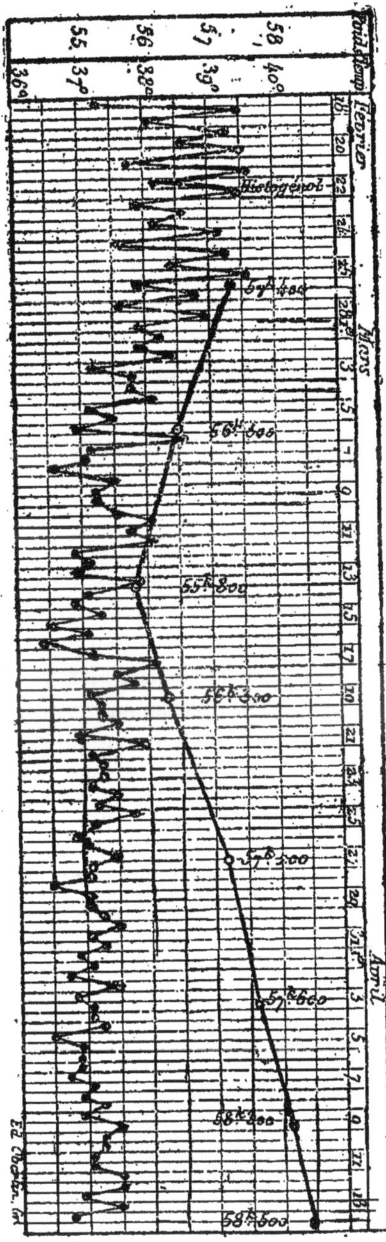

4e Observation

B..., 22 ans, chaudronnier.

Aucun membre de sa famille n'est atteint de lésions tuberculeuses.

N'avait jamais été malade, lorsqu'au mois d'août 1901 il commence à tousser. A partir de ce moment, il maigrit rapidement, tousse de plus en plus et se met à cracher ; l'appétit s'en va ; le 1er janvier, il commence à suer la nuit ; fièvre tous les soirs ; aussi, ne pouvant plus travailler, il se décide à venir nous trouver.

N'a jamais eu d'hémoptysie.

Du 1er *janvier au 22 février on se contente de lui faire quelques pointes de feu*, et de lui donner de la viande crue. Pendant tout ce temps-là, la température du soir dépasse toujours 39° *et atteint quelquefois* 40°. *La toux et les crachats n'ont subi aucune modification ; l'appétit reste mauvais.*

Au moment où nous commençons [le traitement par l'*Histogénol Naline*] (forme émulsion), notre malade a des quintes de toux très pénibles, réveillant des douleurs thoraciques intenses, et accompagnées d'une expectoration abondante (près d'un plein crachoir), jaune-verdâtre. L'appétit est mauvais, surtout le soir. Sueurs nocturnes très abondantes.

Examen physique :

Submatité au sommet gauche, en arrière jusqu'au voisinage de la pointe de l'omoplate. Augmentation des vibrations. Râles humides dans la moitié supérieure du poumon.

Les crachats sont remplis de bacilles de Koch.

L'épididyme du côté droit est augmenté de volume, dur et bosselé. La vésicule séminale du même côté nous paraît aussi augmentée de volume.

Les premiers jours, diarrhée peu intense et *qui cède sans traitement au bout de 8 jours.*

Jusqu'au 10 mars, aucun changement notable, sauf dans la température, qui, dès le 27 février, commence à baisser. (Voir la courbe.)

Le 12 mars, les sueurs sont moins intenses ; l'appétit est un peu meilleur, quoique toujours languissant, surtout le soir. Les autres symptômes sont restés les mêmes.

Le 17 mars, quelques crachats sanglants ; nous donnons une potion avec 1 gr. 50 d'ergotine par jour sans cesser l'histogénol; 2 jours après, cette petite hémoptysie est complètement terminée.

Le 24 mars, l'appétit est meilleur ; le malade commence à manger un peu le soir. Les sueurs nocturnes sont très amendées ; la toux et l'expectoration bien diminuées. Les lésions testiculaires ne subissent aucun changement.

Le 30 mars, plus de sueurs du tout ; la toux n'apparaît que le matin, et l'expectoration est presque tarie. L'appétit est maintenant excellent, même le soir.

Le 14 avril, *le malade reprend son travail* ; il mange et digère bien. Les sueurs n'ont pas reparu. Il ne crache que le matin au réveil et ne tousse presque plus. Erections fréquentes depuis une quinzaine de jours.

L'examen physique nous montre la disparition presque complète des râles humides, et on n'entend plus qu'une respiration soufflante, une expiration prolongée, et des craquements secs.

Il n'y a plus de bacilles de Koch dans les crachats.

Les lésions testiculaires semblent s'être arrêtées dans leur évolution.

Poids. — 15 février, 57 k. 800 ; 27 février, 57 k. 400 ; 6 mars, 56 k. 600 ; 13 mars, 55 k. 800 ; 19 mars, 56 k. 300 ; 27 mars, 57 k. 200 ; 3 avril, 57 k. 600 ; 10 avril, 58 k. 100 ; 14 avril, 58 k. 500.

Nous ne pouvons ici rapporter toutes les observations des sujets que nous avons traités, mais de l'ensemble il ressort nettement que, sous l'influence de l'*Histogénol Naline*, l'appétit des malades se relève très vite au point de transformer certains d'entre eux en gros mangeurs. C'est là un fait d'une très grande importance, car on peut, dès lors, grâce à ce médicament, faire sans fatigue de la suralimentation. Or, la base de la cure de la tuberculose n'est-elle point, avec une hygiène sévère, la suralimentation sous toutes ses formes. Avec ce retour de l'appétit coïncide une augmentation rapide du poids des malades, qui deviennent dès lors plus forts, plus gais et voient leurs idées noires disparaître.

L'*Histogénol Naline* a, en outre, une action indéniable sur la fièvre qu'il abaisse à la façon des antithermiques les plus énergiques. Sous son influence, les sueurs nocturnes disparaissent complètement, la toux devient beaucoup moins fréquente et moins pénible, cesse fréquemment ; l'expectoration devient plus facile, beaucoup moins abondante et surtout beaucoup moins purulente.

Aussi nous estimons posséder, dans l'*Histogénol Naline*, un précieux agent thérapeutique susceptible de rendre les plus grands services dans le traitement de la tuberculose, des affections prétuberculeuses et de toutes les maladies qui reconnaissent pour cause un ralentissement de la nutrition générale. L'*Histogénol Naline* en effet est, parmi tous les *médicaments antituberculeux connus, celui qui modifie le plus puissamment le terrain tuberculeux et prétuberculeux, qu'il hyperacidifie et qu'il trans-*

forme du côté de l'arthritisme afin de leur communiquer une résis-
tance calquée sur la quasi-immunité naturelle et hyperacide.

Dr R. PAMART,

Médecin en chef de l'hôpital de Gonesse (Seine-et-Oise).

Dr PARSAVANT,

Médecin du dispensaire antituberculeux de Saint-Denis.

Monsieur le Docteur,

En vous faisant parvenir l'article de MM. les docteurs Pamart et Parsavant, j'ai l'honneur de vous rappeler que l'*Histogénol Naline* est un produit d'une valeur scientifique incontestable, *exclusivement placé sous le patronage du corps médical.*

De nombreux travaux scientifiques ont attesté sa remarquable action thérapeutique *comme reconstituant et puissant accélérateur de la nutrition générale* dans la thérapeutique journalière des maladies consomptives :

Affaiblissement général, Tuberculose, Bronchites chroniques, Scrofule, Rachitisme, Chloro-anémie, Neurasthénie, Cachexie palustre, Convalescence, etc.

L'*Histogénol Naline* a fait l'objet de communications à l'*Académie des sciences*, à la *Société de Biologie et de Thérapeutique* et inspiré de nombreux articles parus dans la *Presse Médicale*, le *Progrès Médical*, le *Concours Médical*, la *Revue de Thérapeutique*, etc. Il a fourni le sujet d'une *Thèse passée devant la Faculté de Médecine de Paris.*

Il est employé dans de nombreux hôpitaux et sanatorium et prescrit journellement par les plus hautes sommités médicales de France et de l'étranger.

Si vous voulez bien lui accorder votre confiance et le prescrire (1), vous en aurez pleine satisfaction et, comme tous vos confrères, vous reconnaîtrez qu'il agit efficacement là où beaucoup d'autres médicaments ont successivement échoué.

En vous remerciant, Monsieur le Docteur, de votre précieux concours, je vous prie d'agréer l'expression de mes sentiments les plus dévoués.

A. NALINE,

Pharmacien-Préparateur, Ex-Interne des Hôpitaux de Paris, St-Denis (Seine).

(1) Afin que vos malades obtiennent bien la forme d'**Histogénol Naline** que vous désirez, veuillez, suivant les cas, bien spécifier sur votre ordonnance.

Histogénol Naline (*forme Emulsion*).
Histogénol Naline (*forme Elixir*).
Histogénol Naline (*forme Granulée*).
Histogénol Naline (*forme Ampoules*).

Recommandez-leur, en outre, de n'accepter aucun produit similaire, l'expérience ayant démontré que tous ces produits sont toujours inactifs et fréquemment dangereux.

On reconnaîtra l'**Histogénol Naline** à ce que la signature de *NALINE* se trouve sur la bouteille ainsi que sur la capsule. Le bouchon du flacon porte également le nom de Naline.

L'étiquette est en quatre couleurs (*bleu - noir - or - blanc*), le mot **Histogénol** est toujours écrit en or et blanc sur fond noir.

Observations. — L'**Histogénol Naline** est réglementé et assure aux pharmaciens un bénéfice normal et obligatoire.

Envoi d'Echantillons et littérature sur demande

Bien que l'**Histogénol Naline** se trouve dans toutes les principales pharmacies, MM. les Docteurs qui en désireront des échantillons sont priés de s'adresser à

M. NALINE, Pharmacien,
à SAINT-DENIS, près Paris (Seine).

POSOLOGIE & FORMES PHARMACEUTIQUES

DE L'HISTOGÉNOL NALINE

L'Histogénol se trouve sous quatre formes pharmaceutiques : **Forme dite Emulsion, Forme Elixir, Forme Granulée, Forme Ampoules.**

FORME EMULSION

L'Histogénol Naline forme Emulsion se présente sous l'aspect d'un liquide blanc laiteux et se prend aux doses suivantes :

Doses adultes. — Deux cuillerées à soupe par jour, une cuillerée une heure avant chaque repas.

Doses enfants. — Deux cuillerées à café ou à dessert par jour.

FORME ÉLIXIR

Convient aux personnes difficiles à absorber les médica-
m nts. (Mêmes doses que la forme précédente.)

FORME GRANULÉE

Afin de satisfaire le goût de certains malades qui n'aimen;
pas à absorber de médicaments liquides, nous avons mis
l'Histogénol sous forme granulée que l'on prend par mesures.
(Chaque flacon porte sa mesure.)

Doses adultes. — Deux mesures par jour, une mesure avant
chacun des deux principaux repas.

Doses enfants. — Deux demi-mesures par jour.

FORME AMPOULES

Doses adultes. — Injecter dans le tissu musculaire une
ampoule par jour.

Manière d'administrer l'Histogénol Naline. —
L'Histogénol peut être donné quatre ou cinq jours de suite en
faisant suivre d'un intervalle de repos égal le temps de la
médication, puis recommençant.

Mais on obtient de meilleurs résultats en faisant absorber
l'Histogénol vingt jours de suite, à la dose de deux cuillerées
par jour, laissant au bout de ce temps reposer le malade-six ou
huit jours, puis recommençant de la même façon le traitement
si c'est encore nécessaire.

Le médecin aura soin de recommander à son malade de
faire de la suralimentation avec œufs, jus de viande, viande
crue, etc., dès que l'appétit sera revenu. L'Histogénol ainsi
administré peut être pris pendant plusieurs mois sans provo-
quer ni dyspepsies, ni gastrites, ni odeur alliacée de l'haleine
ou des sueurs, ni congestion rénale ou hépatique.

Nous ferons également remarquer que chez certains tuberculeux très avancés, il survient, au cours du traitement un peu
de diarrhée ; il suffit alors d'interrompre le médicament deux
ou trois jours ou de donner au malade un peu de bismuth ou
d'opium pour voir cette diarrhée disparaître aussitôt.

CHAPITRE III

OBSERVATIONS-LETTRES

RELATIVES A

L'HISTOGÉNOL NALINE

A l'article si documenté de MM. les docteurs Pamart et Parsavant, nous joindrons quelques lettres médicales, véritables observations, attestant l'efficacité indiscutable de l'Histogénol Naline dans le traitement des affections tuberculeuses et prétuberculeuses.

Hasnon (Nord), le 24 février 1905.

Monsieur NALINE,

Je viens dé faire l'essai d'un des deux flacons, celui à forme émulsion, que vous avez bien voulu m'adresser gracieusement à titre d'expérience. Je suis littéralement enthousiasmé des résultats obtenus chez un jeune tuberculeux de 18 ans, malheureusement arrivé à la troisième période de son affection et d'autant plus à plaindre que ses parents, des plus misérables, tout en se privant, ne peuvent parvenir à faire les frais de la suralimentation indispensable en pareil cas. Chez ce malade auquel je porte beaucoup d'intérêt, la toux a beaucoup diminué, l'expectoration également, l'appétit, qui était devenu des plus languissants, s'est transformé en fringale, le sujet qui n'a plus de sueurs a la sensation que les forces lui reviennent, si bien que aujourd'hui, il m'a prié de vous écrire pour vous remercier et vous demander en même temps si vous ne voudriez pas lui faire la charité d'un second flacon. Il est si persuadé de l'efficacité de votre produit, que je n'ai pas cru devoir lui refuser mon intermédiaire près de vous, tout en vous assurant que chaque fois que l'occasion se présentera, je n'hésiterai pas à prescrire votre préparation qui me paraît véritablement supérieure. Comme l'occasion d'en prescrire est malheureusement trop fréquente dans le milieu où j'exerce, vous pouvez être persuadé que cette charité aura largement sa récompense et je vous prie d'agréer, Monsieur Naline, avec mes remerciements pour ce pauvre garçon et pour m'avoir fait apprécier un si bon produit, l'expression de ma considération la plus distinguée.

Dr MASSET,
ancien chef de clinique de la Faculté de Lille.

Marville, le 24 janvier 1905.

Monsieur NALINE,

Complétant l'observation que je vous ai envoyée, je viens vous dire que votre *Histogénol* a fait merveille chez ma malade, dont le poumon droit était si mal pris. Après le premier flacon, il y avait un changement notable dont je vous ai fait part. Le second a donné de tels résultats que j'en reste stupéfait. C'est une vraie résurrection. Presque plus de toux, plus de bruits anormaux au sommet droit, à peine une légère différence de respiration de ce côté comparé à l'autre. Plus d'essoufflement en montant les rues de Marville ; reprise complète des forces, de l'aspect du visage, de la vivacité du regard. Je n'ai pu obtenir que l'on pesât la malade, mais il est facile de voir qu'elle a pris du corps ; il serait difficile qu'il en fut autrement avec l'appétit incroyable et la rapidité des digestions qu'excite l'*Histogénol*. Bien entendu, la jeune garde-malade, qui est une religieuse de Saint-Charles, a repris tout son fatiguant service.

Je me sers de votre troisième flacon pour une dame de 58 ans, réduite il y a quatre jours encore à être à bout de forces et de voix par une attaque d'influenza qui a duré près de trois semaines. Sans nourriture par perte complète d'appétit, elle a maigri à vue d'œil et était incapable de se bouger dans le lit. Quatre jours d'emploi d'*Histogénol* à la dose de deux petites cuillerées par jour ont tout changé. L'appétit et le goût sont revenus au bout de deux jours, la voix a repris sa force aujourd'hui et la malade vient d'être levée cinq heures et a pu aller seule d'une chambre dans l'autre, visitant ses appartements. Elle a même lu les journaux. D'ici à trois ou quatre jours, contre mon attente, elle pourra reprendre ses occupations.

Je n'exagère rien, je vous dis l'exacte vérité. Vous pouvez user de mes observations et de ma signature comme il vous conviendra. Je serai heureux de contribuer à faire connaître la haute valeur de l'*Histogénol*.

Veuillez agréer, Monsieur Naline, l'assurance de mon estime et de ma gratitude.

Votre bien dévoué, Dr DUBOIS.

MALADIES
DES
VOIES RESPIRATOIRES

Paris, le 9 février 1905.

Monsieur,

Je vous remercie d'avoir bien voulu mettre à ma disposition votre *Histogénol* pour le service de mon dispensaire. Il y a longtemps (depuis sa création, d'ailleurs), que j'utilise votre produit et son emploi m'a donné d'excellents résultats dont je me promets de vous remercier de vive voix, le samedi 18 courant, où je vais faire une conférence sur la tuberculose, à l'occasion de l'assemblée générale du dispensaire antituberculeux.

Veuillez agréer, Monsieur, l'assurance de mes sentiments distingués.

Dr G. PETIT.

Paris, le 9 février 1905.

Monsieur NALINE,

J'ai reçu, en effet, l'échantillon de votre préparation d'*Histogénol* que je n'hésite pas à affirmer excellente. Jusqu'ici, je l'ai surtout employée et prescrite dans des cas de bronchites aiguës primitives ou arrivant chez les malades comme complication dans les maladies infectieuses, rougeole, grippe, et aussi dans des cas de tuberculose pulmonaire deuxième degré. Dans tous les cas, j'ai obtenu rapidement guérison ou tout au moins amélioration considérable.

Pour mon compte, me trouvant très fatigué à la suite du surmenage, un seul flacon a suffi pour me remettre sur pied.

En résumé, votre préparation est à recommander et croyez que je ne manquerai pas une occasion de la prescrire, les résultats obtenus et observés par moi me sont un encouragement.

Quant à la forme de la préparation, on préfère généralement la « forme élixir ».

Veuillez agréer, avec toutes mes félicitations pour la bonté de vos préparations, l'assurance de tout mon concours.

Dr J. MONTAGNÉ.

Paris, le 14 mars 1905.

Monsieur,

J'ai été très satisfait de l'emploi de l'*Histogénol Naline* employé sous forme d'injections intra-musculaires. J'ai fait journellement des injections de ce produit à un employé de commerce surmené par un travail incessant, par une activité intellectuelle constante qui l'avaient profondément déprimé. On notait chez lui de l'amaigrissement, de la perte de l'appétit, des digestions difficiles, de l'insomnie. Après la première injection, il me disait spontanément : « Il me semble que je viens de faire une bonne nuit. » Cette sensation a persisté par la suite. L'appétit s'est réveillé, les digestions se sont régularisées, le sommeil est revenu et l'augmentation de poids a été de trois livres en douze jours, soit après douze injections. Il me serait agréable de recevoir une nouvelle boîte d'ampoules pour poursuivre mes expérimentations.

Recevez, je vous prie, Monsieur, mes salutations distinguées.

Dr FACDOUEL.

Monte-Carlo, le 28 janvier 1905.

Monsieur NALINE,

Je me fais un véritable plaisir de reconnaître que, dans les deux seuls cas où j'ai expérimenté votre *Histogénol*, mes malades en ont recueilli le meilleur bénéfice.

J'ai donné la forme *élixir* à une dame de 25 ans, enceinte de quatre mois, fatiguée par la première période de sa grossesse, anémiée, à peine convalescente d'une grippe pulmonaire grave. L'appétit, les forces, les couleurs sont revenus et aujourd'hui (trois semaines après l'absorption de la première cuillerée), cette jeune femme n'a plus besoin de mes soins.

La forme *émulsion* m'a également fourni d'aussi bons, sinon de meilleurs résultats. Je l'ai utilisée chez un enfant de cinq ans, présentant des complications de grippe (otorrhée, bronchite tenace, troubles dyspeptiques prolongés). J'avais auparavant donné à cet enfant de l'huile de foie de morue qu'il ne put malheureusement garder ; les succédanés habituels de l'huile de foie de morue n'avaient pas réussi davantage. Votre *Histogénol* a fait merveille ; l'enfant a repris, il est aujourd'hui plein, débordant de santé, je vous en attribue sincèrement tout le mérite. Cette double expérimentation me permettra de conseiller avec une quasi-certitude de succès votre produit qui, à mon avis, se classe parmi les plus parfaits et les meilleurs toniques médicamenteux de la thérapeutique contemporaine.

Je vous autorise à faire de cette lettre tel usage qu'il vous plaira.

Veuillez agréer, Monsieur, mes salutations distinguées.

Dr LEYMARIE.

Neuvy-sur-Barangeon.

Monsieur,

C'est avec plaisir que je viens joindre mon témoignage, probablement à celui de tant d'autres, en ce qui concerne l'efficacité de votre *Histogénol.*

Par deux fois, votre produit m'a donné des résultats surprenants dans deux cas de grippe traînante chez des vieillards affaiblis.

Je crois devoir attribuer leur guérison à l'*Histogénol*, car toutes les autres médications n'avaient, jusqu'à ce moment, donné aucun résultat appréciable.

Encore une fois, merci de votre aimable envoi.

Je m'empresserai, à l'avenir, de prescrire votre produit toutes les fois que l'emploi en sera indiqué.

Veuillez croire, Monsieur, à mes sentiments les meilleurs.

Dr ROKÉACH.

Lozère.

Monsieur NALINE,

Pour relever l'organisme, bien des médicaments sont mis à la disposition du médecin, quelques-uns comme la kola, la coca, les glycérophosphates, etc., j'en passe et d'excellents, ont donné de bons résultats ; mais, pour des raisons particulières aux personnes, ces médicaments ne répondent pas dans certains cas à ce que l'on attendait d'eux. En sera-t-il de même de l'*Histogénol* ? et trouvera-t-on des malades réfractaires à son action ? Je ne puis le dire, mais il faut croire que ces cas seront fort restreints, car l'*Histogénol* est agréable à prendre et, en s'adressant au globule sanguin lui-même, il devient un reconstituant de premier ordre. J'ai fait l'examen du sang d'un malade, avant et après le traitement par un flacon d'*Histogénol Naline*, et la différence dans le nombre des globules a été très grande. Après l'absorption de quelques cuillerées de ce remède, le nombre des globules a augmenté de près de moitié. Aussi les effets remarqués sur l'économie entière ont-ils été très marqués. Voici l'observation d'un malade traité par l'*Histogénol*. Je vous la donne assez brièvement pour ne pas vous fatiguer par une lecture trop longue.

M. C... est colporteur. Il est âgé de 42 ans et est venu dans le pays l'an dernier à cause du décès de son père, mort à 83 ans d'une maladie de langueur succédant à deux atteintes d'influenza. La mère était morte à l'âge de 55 ans, en 1887, à la suite d'une affection utérine. Elle avait été opérée deux ans auparavant d'une tumeur au sein. A la suite de la mort de son père, M. C... est tombé dans un état de faiblesse tel qu'il n'a pu reprendre ses occupations. Nonchalant, dégoûté de tout travail, n'ayant plus de forces, il aurait voulu toujours dormir et cependant le sommeil le fuyait. Il a au creux de l'estomac une douleur faible, mais presque constante. Elle est surtout plus vive un moment après le repas. Il lui semble alors que tout ce qu'il vient de prendre s'accumule au fond de l'estomac et ne franchit qu'avec peine le pylore pour passer dans le duodénum. La pression exercée sur ce point ne provoque presque pas de douleur ; elle donne à la main une sensation d'empâtement et on dirait que l'estomac est un peu plus épais sur une surface d'environ 7 à 8 centimètres. Pas de vomissements et peu de régurgitations acides. Les dents sont bonnes et le malade triture bien ses aliments. Il a le teint un peu paille, les malléoles se gonflent légèrement le soir. A l'auscultation des poumons, rien d'anormal ; à celle du cœur, un léger bruit de souffle à la base, se propageant dans la carotide. Pareil souffle se montre dans l'artère fémorale, au niveau de l'arcade crurale. A la moindre fatigue, le malade éprouve de l'essoufflement et est obligé de s'asseoir. Assez souvent, il y a un saignement du nez. Le sang, examiné au microscope, montre que les globules rouges sont numériquement inférieurs à la normale et légèrement déformés. Je me demande si cela ne tient pas à l'habitude qu'avait M. C... de chauffer sa chambre au moyen d'un poêle de fonte. Les principaux reconstituants, fer, kola, glycéro-phosphates, etc., pris pendant quelque temps, n'ont pas donné de bons résultats, et le manque d'argent a empêché M. C... de continuer activement les remèdes. Tandis que je lui donnais des soins, je soignais aussi une dame à qui je faisais faire des inhalations d'oxygène. La malade étant morte, je profitais de l'oxygène restant pour le faire respirer à mon malade. Cela parut lui faire du bien, mais je ne pus continuer, l'oxygène coûtant trop cher pour lui et n'étant pas facile à se procurer à la campagne. Je lui donnai alors le flacon d'*Histogénol* que M. Naline avait eu la bonté de m'envoyer et, après son absorption, le malade éprouvait un faible mais réel soulagement. Le sommeil était meilleur et moins souvent interrompu par les rêves, l'appétit plus fort et, ce qui fit le plus de plaisir à mon malade, c'est la diminution assez marquée de son poids sur l'estomac bien qu'il prenne plus de nourriture. L'*Histogénol*, me dit-il, est ce qui, avec l'oxygène, paraît lui faire le plus de bien. Je conseille alors de continuer et procure à ce malade deux flacons d'*Histogénol* pour qu'il puisse poursuivre son traitement pendant quelque temps. A la fin du second flacon, l'œdème des malléoles a totalement disparu, l'estomac digère mieux, les forces semblent revenir et le malade peut faire 3 ou 4 kilomètres sans fatigue. Il dort bien et se sent si bien, dit-il, qu'il lui semble qu'il pourrait reprendre ses habitudes. Néanmoins, il va continuer le traitement et ce n'est qu'après qu'il a eu pris son troisième flacon que j'examine de nouveau le sang. Il est normal, les globules rouges ont plus que doublé quant au nombre, et le malade, avec un visage frais et réjoui, me dit : « Maintenant que je suis ressuscité, je vais reprendre mon bâton de juif errant, car la nostalgie de voir du pays me reprend. » Le voyant si bien, je lui permets de continuer sa vie vagabonde et d'aller porter des mantilles aux belles et charmantes Espagnoles.

L'*Histogénol* a fait le plus grand bien à cet homme et il en fera certainement à beaucoup d'autres.

Dr P. F.

Monsieur NALINE,

Vous avez eu l'extrême obligeance, il y a quelque temps, de m'envoyer deux échantillons d'*Histogénol*. J'en ai fait profiter un de mes malades digne d'intérêt, les résultats obtenus par ce médicament m'ont paru satisfaisants

Mon malade, jeune homme de 24 ans, franchement tuberculeux, présentant des lésions très étendues dans les deux poumons, avait complètement perdu l'appétit, ne pouvait supporter l'huile de foie de morue, ni les injections de cacodylate de soude, par suite de l'élimination de l'arsenic par la peau et dont l'odeur alliacée lui était fort désagréable. Une toux fréquente, pénible, l'empêchait de dormir la nuit, et ses forces allaient toujours diminuant.

J'avais essayé en vain tous les amers et tous les calmants, l'anorexie persistait. Je lui donnai un flacon d'*Histogénol granulé*, au bout de cinq à six jours l'appétit revint progressivement et maintenant il mange assez.

Avec l'appétit, les forces sont revenues, la toux est moins fréquente et cela grâce à l'*Histogénol*.

En présence de ces résultats, je me propose d'essayer votre produit chez d'autres malades.

Je vous félicite, Monsieur Naline, car c'est à vous que je dois (si je puis m'exprimer ainsi) la résurrection momentanée, il est vrai, de ce pauvre malade.

Agréez, Monsieur Naline, avec mes remerciements, l'assurance de mes sentiments distingués.

Dr RUJUL.

Monsieur NALINE,

J'ai expérimenté l'échantillon d'*Histogénol* que vous m'avez adressé en octobre dernier et j'ai été émerveillé du résultat obtenu.

Dans un cas d'anémie prétuberculeuse, deux flacons ont suffi pour amener une guérison complète.

Chez un autre malade, tuberculeux au deuxième degré, l'appétit et les forces sont revenus, les sueurs profuses ont disparu rapidement, la toux a diminué et j'ai vu survenir progressivement une notable augmentation de poids.

Désireux de continuer l'expérimentation, je vous prie de m'adresser un nouvel échantillon d'émulsion ; cette dernière forme me paraît la meilleure et la mieux tolérée.

Afin que mes clients aisés puissent se procurer facilement votre produit, j'ai prié mon pharmacien, M. R..., de vous en commander quelques flacons ; je continuerai ainsi l'expérimentation sur une assez vaste échelle.

Recevez, Monsieur, avec mes remerciements, l'assurance de mes sentiments distingués.

D^r V.

Mortagne-du-Nord, le 7 février 1905.

Monsieur NALINE,

J'ai employé votre excellente préparation par la voie hypodermique dans quatre cas d'anémie et d'affaiblissement général prononcés. Les deux premiers sujets traités par l'*Histogénol* étaient des jeunes filles chlorotiques, ayant déjà absorbé de nombreux ferrugineux et arsenicaux *per os*. Sous l'influence de votre médicament, les forces sont rapidement revenues, l'appétit s'est relevé et ces malades peu fortunées ont pu reprendre leurs occupations journalières. Le troisième cas est celui d'un jeune homme de 20 ans, anémique et neurasthénique, qui avait dû interrompre ses études et avait essayé inutilement de nombreux moyens thérapeutiques. Votre préparation l'a remis en bon état en 25 jours. La quatrième observation est celle d'une personne sur le retour d'âge. Encore en traitement aujourd'hui, elle éprouve déjà une amélioration très sensible.

Je vous autorise à publier ces résultats.
Sincères salutations.

Dr HENNETON.

Monsieur NALINE,

Je vous remercie sincèrement des échantillons que vous avez bien voulu m'adresser. Ils m'ont permis d'expérimenter l'*Histogénol* et d'en apprécier la haute valeur thérapeutique.

Il me serait difficile de vous adresser des observations prises régulièrement, car c'est une chose difficile dans la clientèle de campagne.

Je puis vous citer cependant le cas d'un tuberculeux de 40 ans qui, après une hémoptysie abondante, avait considérablement maigri, auquel j'ai fait prendre l'*Histogénol émulsion*. Au bout d'une quinzaine de jours le malade avait repris 1 kg. 500 et son état général s'était amélioré au point de lui permettre quelques promenades.

J'ai également donné de l'*Histogénol granulé* à un enfant de 14 ans cachectisé par des accès de fièvres paludéennes rebelles au sulfate de quinine. L'enfant, sous l'influence de votre préparation, a repris des forces, a grandi, et ses accès ont disparu complètement.

Veuillez agréer, Monsieur, avec mes remerciements et l'assurance de mon concours, l'expression de mes sentiments distingués.

D^r D.

Manchecourt (Loiret), le 19 février 1905.

Monsieur,

Je suis heureux de vous faire part de l'observation suivante qui est typique parmi plusieurs autres.

Un individu de 35 ans, porteur de plusieurs abcès froids tuberculeux, opéré plusieurs fois et atteint de suppurations interminables, avec état cachectique, soumis à la médication antiscrofuleuse ordinaire, n'est arrivé à la guérison qu'après l'usage intensif de l'*Histogénol*.

C'est la meilleure démonstration de la valeur thérapeutique de l'*Histogénol*.

Je vous autorise à faire de cette attestation tel usage qu'il vous plaira.

Je recevrai toujours avec plaisir vos produits pour l'usage courant.

Votre tout dévoué.

Dr RAYNAUD.

Paris, le 2 mars 1905.

Monsieur NALINE,

Veuillez recevoir nos remerciements pour l'envoi que vous avez bien voulu nous faire de votre *Histogénol*. Nous savions déjà qu'il avait été expérimenté avec succès dans plusieurs services hospitaliers de Paris, mais on a tant préconisé de médications antituberculeuses que nous avions, je dois l'avouer, un certain scepticisme.

Je dois à la vérité de dire qu'après tous les essais faits avec d'autres médicaments, c'est l'*Histogénol Naline* qui nous a donné les résultats les plus encourageants. Ce qui nous a frappé surtout chez nos malades, c'est l'amélioration rapide de l'état général : la fièvre et les sueurs ont diminué progressivement, le poids s'est relevé, les forces sont revenues, l'intolérance gastrique a à peu près disparu. Ces heureux résultats, que nous n'avions jamais obtenus si vite et surtout si complètement avec l'*unique* médication arsenicale, suffisent à faire l'éloge de l'heureuse composition de votre *Histogénol* qui, à notre point de vue, semble la meilleure formule antituberculeuse dans l'état actuel de la science.

Veuillez agréer, avec nos remerciements, l'assurance de nos sentiments les plus distingués.

E. Tony.

Imp. MOUNIER-JEANBIN, 38, rue Ste-Croix-de-la-Bretonnerie. — Paris

TRAVAUX RELATIFS

à

L'HISTOGÉNOL NALINE

COMMUNICATIONS PRÉSENTÉES A

L'*Académie des Sciences* ;

La *Société de Biologie* ;

La *Société de Thérapeutique* ;

Thèse présentée à la *Faculté de Médecine de Paris* sur « le Traitement de la Tuberculose pulmonaire chronique par l'*Histogénol Naline* ».

ARTICLES PARUS DANS

La *Presse Médicale* ;

Le *Progrès Médical* ;

Le *Concours Médical* ;

La *Revue de Thérapeutique* ;

La *Revue Antituberculeuse* ;

La *Lutte Antituberculeuse* ;

Le *Journal des Praticiens* ;

La *Collectivité Médicale* ;

Le *Journal des Praticiens de Lyon* ;

La *Gazette Médicale de Nantes* ;

El Siglo Medico ;

La *Gazette Médicale de Grenade.*

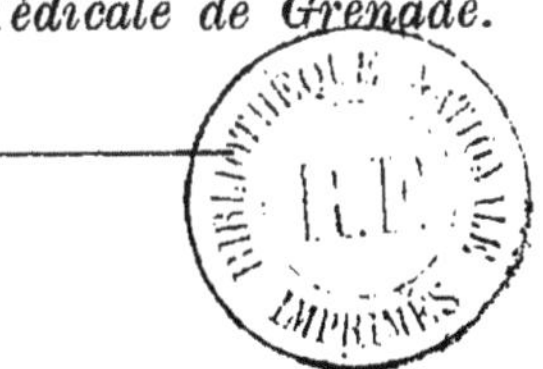

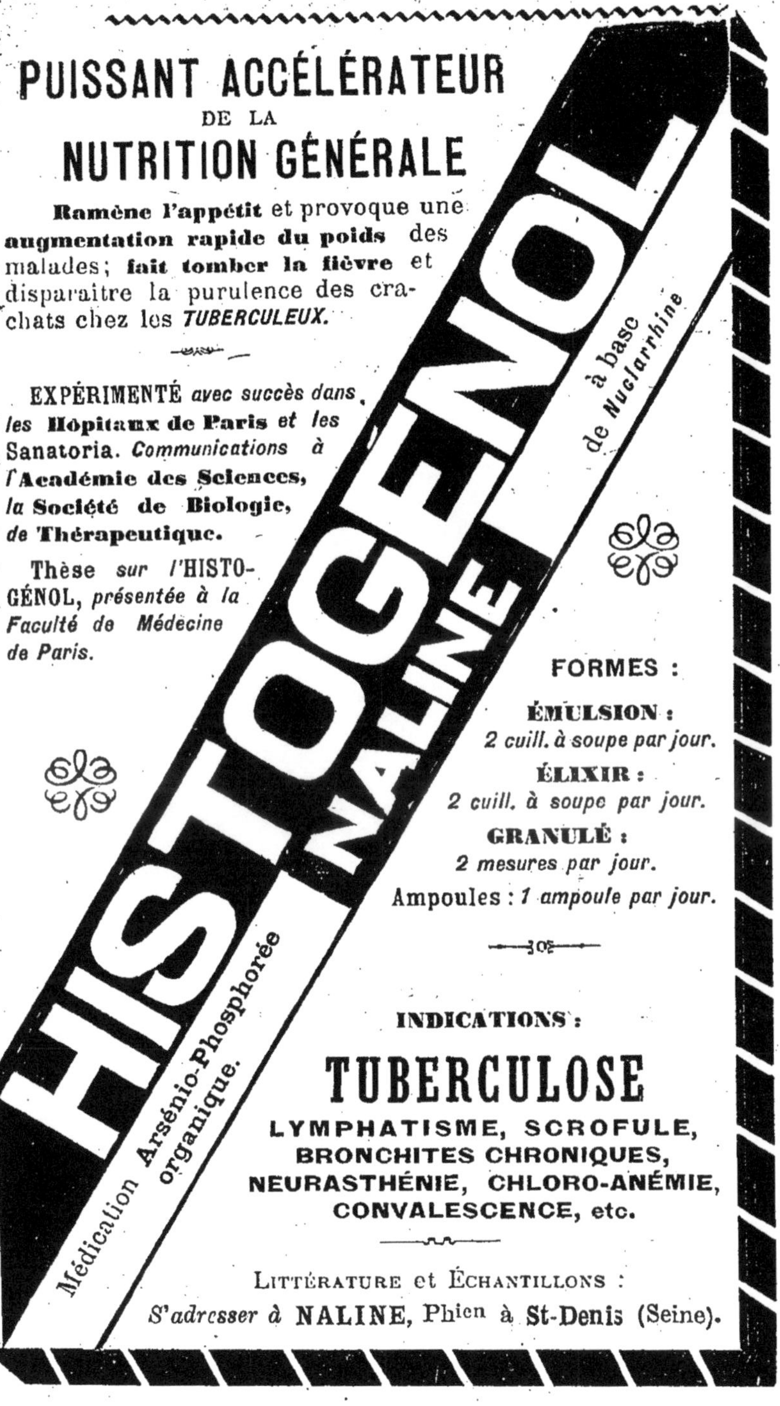

PUISSANT ACCÉLÉRATEUR
DE LA
NUTRITION GÉNÉRALE

Ramène l'appétit et provoque une augmentation rapide du poids des malades; fait tomber la fièvre et disparaitre la purulence des crachats chez les TUBERCULEUX.

EXPÉRIMENTÉ avec succès dans les Hôpitaux de Paris et les Sanatoria. Communications à l'Académie des Sciences, la Société de Biologie, de Thérapeutique.

Thèse sur l'HISTO-GÉNOL, présentée à la Faculté de Médecine de Paris.

HISTOGENOL
NALINE
à base de Nuclarrhine

Médication Arsénio-Phosphorée organique.

FORMES :

ÉMULSION :
2 cuill. à soupe par jour.
ÉLIXIR :
2 cuill. à soupe par jour.
GRANULÉ :
2 mesures par jour.
Ampoules : 1 ampoule par jour.

INDICATIONS :

TUBERCULOSE
LYMPHATISME, SCROFULE,
BRONCHITES CHRONIQUES,
NEURASTHÉNIE, CHLORO-ANÉMIE,
CONVALESCENCE, etc.

LITTÉRATURE et ÉCHANTILLONS :
S'adresser à NALINE, Phien à St-Denis (Seine).